CONSIDÉRATIONS

Sur quelques Maladies qui ont principalement exercé leurs ravages parmi les Français prisonniers en Angleterre, depuis l'an 1803 jusqu'à juillet 1814 ;

THÈSE,

Présentée et soutenue à la Faculté de Médecine de Paris, le 2 mars 1815, pour obtenir le grade de Docteur en médecine ;

PAR AUGUSTE-DOMINIQUE DAUPHIN, de Niort,

Département des Deux-Sèvres,

Prisonnier en Angleterre pendant six années ; Bachelier ès-lettres ; Chirurgien de seconde classe de la Marine, entretenu au port de Rochefort ; ex-Chirurgien-major.

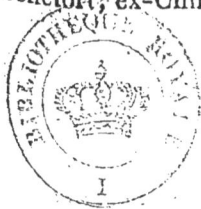

Non ignara mali, miseris succurrere disco.
P. *Virgilii Eneïdos*, lib. 3, v. 3.

J'ai connu le malheur, et j'y sais compatir.

A PARIS,

DE L'IMPRIMERIE DE DIDOT JEUNE

Imprimeur de la Faculté de Médecine, rue des Maçons-Sorbonne, n.º 13.

1815.

FACULTÉ DE MÉDECINE DE PARIS.

Professeurs.

M. LEROUX, Doyen
M. BOURDIER.
M. BOYER.
M. CHAUSSIER, *Président.*
M. CORVISART.
M. DEYEUX.
M. DUBOIS.
M. HALLÉ.
M. LALLEMENT.
M. LEROY.
M. PELLETAN.
M. PERCY.
M. PINEL.
M. RICHARD.
M. SUE.
M. THILLAYE.
M. PETIT-RADEL.
M. DES GENETTES, *Examinateur.*
M DUMERIL, *Examinateur.*
M. DE JUSSIEU, *Examinateur.*
M. RICHERAND.
M. VAUQUELIN, *Examinateur.*
M. DESORMEAUX, *Examinateur.*
M. DUPUYTREN.

A MESSIEURS,

DAUPHIN, PÈRE,

Professeur de Belles-Lettres.

BOBE-MOREAU,

Docteur-Médecin ; Pharmacien en chef à l'hospice maritime de Rochefort ;

TUFFET,

Docteur-Médecin ; Chirurgien en chef, *idem ;*

DROGUET,

Docteur-Médecin ; Médecin en chef, *idem ;*

POUYER,

Chef d'administration au port de Rochefort ;

CLÉMOT,

Docteur-Médecin ; Professeur d'anatomie et de physiologie à l'Ecole maritime de Rochefort ;

LALANNE,

Professeur de Chirurgie à la même Ecole ;

RÉJOU,

Pharmacien en second et Docteur en Médecine

Hommage à des talens supérieurs, à des hommes éclairés, savans et modestes, utiles à leur patrie et protecteurs des jeunes gens.

A. D. DAUPHIN.

A

MON PÈRE.

Pendant vingt années vous m'avez prodigué des soins assidus ; durant ma longue captivité en Angleterre, vous m'avez continué vos conseils et vos consolations ; vous m'avez donné l'exemple de la douceur, de la vérité, de l'humanité, de la vertu ; vous m'avez fait sentir la noblesse d'une science qui s'occupe de secourir l'homme souffrant, infirme ou sur le bord de sa tombe, qui le console lorsqu'elle ne peut prolonger son existence..... Comment payer tant de bienfaits? Vous avez su diriger mes pas, calmer mes passions, guider ma jeunesse à travers mille sentiers.... Que de droits vous avez à ma confiance et à mon amour!..... Puisse l'offre de cet essai plaire à mon père ! puisse l'intention remplacer les talens que je n'ai point ! je serai satisfait! s'il daigne sourire à mes premiers efforts.

Pauca damus, fateor, sed tibi nostra damus.

A. D. DAUPHIN.

CONSIDÉRATIONS

Sur quelques Maladies qui ont principalement exercé leurs ravages parmi les Français prisonniers en Angleterre, depuis l'an 1803 jusqu'à juillet 1814.

Considérations générales.

Il faudrait des connaissances plus étendues que les miennes pour parler des affections morbides qui ont entraîné dans la tombe des milliers de Français prisonniers en Angleterre durant une guerre fatale : ce serait vouloir parcourir le champ immense de la science médicale, tracer une esquisse faible et rapide des infirmités nombreuses auxquelles la race humaine est sujette. L'homme est mortel en tous lieux ; sous la zone torride ou sous la glaciale, dans le sein de l'abondance ou de la misère, la mort, de mille manières variées, sait amener la fin de son existence.

Sachons nous borner ; ne traitons que des maladies qu'ont développées la misère, l'air impur des prisons, la privation d'alimens, de vêtemens, une humidité asthénique, le séjour des pontons, etc., causes débilitantes qu'aggravaient le chagrin, la mélancolie, la nostalgie et le désespoir où tombaient inévitablement et insensiblement des infortunés privés souvent de la lumière solaire et d'eau pure et saine ; comment eussent-ils pu résister au choc répété de ces agens délétères, au milieu d'une atmosphère nébuleuse, froide, humide, de miasmes putrides qui s'élevaient d'eaux stagnantes, ou des terrains fangeux qui environnaient les asiles de mille et mille malheureux !

Là, l'onanisme entraînait rapidement au tombeau le jeune infortuné qui se livrait à cette habitude vicieuse ; là, le souvenir amer de jours plus heureux, de tristes réflexions sur sa captivité, la morosité, la misère la plus profonde, entraînaient le prisonnier à terminer ses jours ; ici des fièvres épidémiques frappaient leurs victimes chancelantes ; plus loin un air corrompu, pénétrant dans les poumons, portait avec lui la cause de phthisies mortelles ; enfin une dysenterie invétérée enlevait les prisonniers débilités par un long séjour aux Antilles, dans les prisons, ou par des privations prolongées des choses les plus nécessaires à la vie.

J'ai esquissé le sujet que je me propose de peindre ; je connais toutes les difficultés qui vont se présenter ; mais j'ai compté sur l'indulgence.

SECTION PREMIERE.

Fièvres épidémiques de 1808 et 1809, observées à Dartmor, prison d'état d'Angleterre.

*Multum et derepentè frigefacere, periculosum est. (*Hpp.*, sect. aphor. 51).*

L'observation journalière prouve la justese de cet axiome du père de la médecine.

La suppression de la transpiration, surtout celle qui est brusque, est la cause la plus fréquente d'un grand nombre de maladies.

Le passage subit d'un ciel pur et serein sous un autre humide et sombre, d'une terre natale chérie dans une autre odieuse ; celui d'un logement sain dans des prisons infectes, de l'abondance dans la misère ; l'action d'une eau impure, d'un froid débilitant ; la privation de vin, d'alimens ; ces causes et d'autres doivent déranger nécessairement les fonctions de l'économie animale.

La prison de Dartmor, bâtie au milieu d'un marais inhabité, où croupissent des eaux fangeuses, perdait tous les quatre ou cinq ans de trois à quatre mille prisonniers ; le gouvernement anglais donna ordre, en 1808, d'y transporter sept mille Français, soit de la prison de Plymouth, soit des pontons de la rade. Un hiver rigoureux fut annoncé par des pluies abondantes, des brumes et des neiges épaisses. Une marche forcée durant une saison froide dut affaiblir ces malheureux qui arrivèrent à Dartmor mouillés, abattus, et qui furent nourris avec des viandes peu saines, des légumes demi-cuits, des pommes-de-terre, du pain d'une très-mauvaise qualité ; le froid devint très-intense, une neige épaisse tomba ; l'air des cours était glacial, tandis que celui des salles était très-chaud. On ne pouvait ouvrir les fenêtres, il se corrompit bientôt : « Car, dit M. *Sauce-rotte* (Prix de l'Académie de Chirurgie, tome 5, dans un mé-moire intitulé : Hygiène chirurgicale, par MM. *Saucerotte* et *Didelot*, etc.), l'air est impur, ou parce qu'il n'est pas renou-velé, ou parce qu'il est chargé d'exhalaisons putrides ou d'autres vapeurs nuisibles. » M. *Richerand* (page 553 de sa Physiologie, art. *Respiration*) s'exprime ainsi : « Les hommes rassemblés et ren-fermés dans un petit espace se nuisent, non-seulement en dé-pouillant l'atmosphère de son élément respirable, mais surtout en l'altérant, par le mélange de toutes les matières qu'exhalent leurs corps. Ces émanations animales volatilisées se putréfient au sein de l'air, et, portées dans le poumon par la respiration, deviennent le germe des maladies les plus funestes. C'est ainsi que naît, se développe, se propage la fièvre des hôpitaux et des prisons, qui épargne un si petit nombre de ceux qu'elle at-teint. »

C'est durant l'automne et l'hiver que sévirent ces fièvres asthé-niques. Le peuple, qui ne juge que d'après les effets, nomme *pes-*

tilentielles les affections fébriles qui conduisent avec promptitude au tombeau, sans que les remèdes les plus énergiques et les soins les plus éclairés puissent arrêter leurs effets. Mais devons-nous nommer ainsi des maladies non contagieuses, où l'on ne trouvait ni bubons, ni charbons, ni anthrax, ni cette rapidité fatale qu'on observe dans la peste proprement dite? (M. *Nacquart* Dictionnaire des Sciences méd., tome 6, 2.ᵉ partie, page 46 et suivantes. « On « nomme *contagion*, dit M. *Nacquart*, le mode de transmission « d'une maladie d'un individu à un autre, au moyen d'un contact « médiat ou immédiat. » D'après cette seule définition, on serait autorisé à regarder la fièvre des prisons comme épidémique par infection. Plusieurs individus se trouvaient sous l'influence débilitante de causes nombreuses; on perdait jusqu'à vingt-huit et trente malades par jour. « L'atmosphère, dit M. *Nacquart* (art. déjà cité, « page *id.*, vol. *id.*), est toujours le mobile des maladies épidémi-« ques; ce sont ses révolutions, ses altérations, qui, changeant la « manière d'être des corps, disposent à divers genres des mala-« dies. » Et plus bas : « Il y a deux classes distinctes d'épidémies : « les unes résultent des altérations générales de l'air dans une con-« trée ou dans un pays; tandis que dans les autres, l'air n'est vicié « qu'autour de quelques foyers putrides ou de quelques individus « malades. Je place dans les épidémies du premier ordre les catar-« rhes, les diarrhées, etc.; dans celles du deuxième, les fièvres « des prisons ou des vaisseaux, et en même temps tous les typhus « épidémiques. Ce sont ces dernières maladies dans lesquelles on « a surtout confondu l'origine épidémique avec la cause conta-« gieuse. Il y a alors infection, et non contagion. »

En effet, la contagion suppose l'existence d'un virus, comme dans la siphilis, ou d'une matière subtile et contagieuse, comme dans la peste et la petite vérole. Les fièvres pestilentielles ont toujours présenté les mêmes symptômes, surtout les principaux : la petite vérole qu'a décrite *Sydenham* est semblable à celle qu'on observe de nos jours en France. La siphilis s'est toujours gagnée par le contact; elle a toujours présenté des bubons, des chancres, des exostoses, des douleurs nocturnes, etc. Les typhus au contraire ont varié dans les différentes épidémies observées par *Huxham*, *Pringle*, *Sydenham*, M. le professeur *Pinel*. Les maladies contagieuses ne peuvent se développer d'elles-mêmes; ainsi nous gagnons la gale, la variole, la rougeole. Celles qui sont épidémiques naissent spontanément de causes propres à nous, internes ou externes; elles sont quelquefois bornées à certains cantons, à certaines villes; telle est celle dont nous traitons.

Cullen dit : « Il s'élève des matières en putréfaction et des marais « des vapeurs malfaisantes qui ont une qualité sédative, ou capable « d'affaiblir l'économie animale. » C'est ce qu'il nomme *miasmes*, particules invisibles, impures, infectantes, qui ont une action d'autant plus sédative sur le corps humain, que celui-ci est plus affaibli. « Les « vapeurs nuisibles qui s'élèvent de l'homme vivant se nomme *conta-* « *gion* ». Ce sont les vapeurs aqueuses continuellement rejetées par la transpiration insensible qui se chargent de ces molécules délétères, dont l'influence est si pernicieuse. Le terme *contagion*, appliqué à ces corpuscules déliés et invisibles, est impropre sans doute; mais il n'en est pas moins étonnant avec quelle rapidité les vapeurs qui s'élèvent du corps de l'homme sain peuvent produire des effets funestes, lorsqu'elles sont renfermées dans un endroit peu spacieux. (Tome 1 de la Médecine pratique de *Cullen*, traduite par *Bosquillon*, page 59, article des causes éloignées de la fièvre.) « Le vice-roi de Bengale s'étant rendu maître de la garni- « son d'un comptoir anglais, y trouva cent quarante-cinq hommes « et une femme, tous épuisés de fatigue, et dont plusieurs étaient « dangereusement blessés. Il les fit enfermer dans une prison de « dix-huit pieds carrés, formée de deux murailles, et qui n'avait « que deux petites fenêtres. L'air en peu de temps y devint cor- « rompu et infect; la chaleur y augmentait à chaque minute. Ceux « qui étaient les plus éloignés des fenêtres perdirent à l'instant la « respiration, entrèrent dans un délire furieux, se plaignirent

2

« d'une soif excessive, et demandèrent de l'eau à grand cris. On
« leur en fit passer une petite quantité, sur laquelle ils se jetèrent
« avec tant d'empressement et de tumulte, que plusieurs en furent
« étouffés. En moins de deux heures, le tiers de ces malheureux
« était déjà mort, ceux qui restaient étaient réduits à un désespoir
« affreux, et annonçaient par leurs plaintes le besoin où ils étaient
« de respirer un nouvel air, parce que l'eau qu'on leur avait don-
« née, loin de les soulager, ne faisait qu'augmenter leur soif. Le
« vice-roi, instruit de cette scène terrible, consentit enfin à leur
« faire ouvrir la porte, et il sortit de cet affreux séjour vingt-cinq
« personnes, reste de cent quarante-cinq qui y étaient entrées au-
« paravant. » Les effets funestes d'un air corrompu sont connus dans
tous les pays. Que sera-ce donc si les miasmes de corps en putréfaction joignent leur action à celle des vapeurs animales contre des êtres
débilités par mille causes physiques et morales? Le froid, qui,
selon *Sydenham*, a fait mourir plus d'hommes que la peste et la fa-
mine, y joignait son influence délétère.

Qu'il est consolant et glorieux de devoir à des modernes des pré-
servatifs contre une cause aussi fatale d'affections mortelles! La
chimie moderne a trouvé et perfectionné les moyens désinfectans.
Les anciens employaient le feu, les vapeurs de vinaigre aromatisé,
de baies de genièvre et de quelques autres aromates. *Lind*, dans
ses mémoires sur les fièvres et sur la contagion (pag. 75), veut
qu'on se serve du soufre et de l'arsenic. Il décrit ainsi le procédé
dont il se servait pour purifier les vaisseux de la rade de Plymouth.
« Après avoir exactement fermé ou bouché toutes les ouvertures
« et fentes du vaisseau, on place et on assujettit nombre de pots de
« fer dans la cale, les ponts, les entreponts; chacun de ces pots
« doit contenir, 1.º une couche de charbon, puis une de soufre,
« et ainsi alternativement jusqu'à trois ou quatre couches succes-
« sives de ces substances, sur la dernière desquelles on répand
« l'arsenic, mettant par-dessus le tout quelques bains de carret
« trempés dans le goudron pour servir de mèche. » Mais le gaz

acide sulfureux produit de cette combustion est contraire à la respiration ; il peut même causer le crachement de sang chez les personnes délicates. Il irrite fortement les membranes muqueuses ; il exhale une odeur infecte : *Lind* ne le recommande aussi que pour désinfecter les vaisseaux désarmés. Il ne peut donc servir dans une salle de malades, un vaisseau armé, une salle de dissection, etc. Les Anglais se servent de gaz acide nitrique, qu'ils obtiennent du salpêtre purifié, (nitrate de potasse), qu'ils jettent par pincées dans de l'acide sulfurique. Les Français se servent des acides nitrique et muriatique, qu'ils mêlent ensemble, ou de l'acide muriatique oxygéné. « Le premier de ces acides (*Fourcroy*, Phil. chimique, « art. *Acide nitrique*) détruit les virus animaux et les miasmes « contagieux quand on en répand la vapeur ou la fumée dans des « lieux infectés ; il sert aujourd'hui, surtout en médecine, comme « désinfectant, anticontagieux et antiseptique. Le gaz acide muria- « tique détruit les odeurs, les miasmes infects et contagieux ; il ar- « rête la putréfaction. » Tous les acides ont peut-être une propriété antiseptique ; l'acide acétique s'emploie encore en vapeurs dans les salles consacrées aux dissections. Hommage à M. *Guyton-Morveau*! nous lui devons des connaissances certaines sur les diverses propriétés des acides, et des moyens prophylactiques sûrs qui détruisent les émanations putrides. Le moyen le plus efficace, le plus commun, que j'ai vu employé à bord des vaisseaux français, dans les hôpitaux de Toulon, de Rochefort, etc., consiste dans le dégagement du gaz acide muriatique oxygéné par l'acide sulfurique. Les ingrédiens sont : une partie d'oxyde de manganèse, cinq de muriate de soude (sel commun), et quatre d'acide sulfurique. On peut ajouter un peu d'eau, et promener l'appareil ou le vase dans la salle, ayant soin de fermer les *appartemens*.

La fièvre épidémique offrait trois périodes distincts. Dans le premier, débilité, lassitude, anorexie, constipation, insomnie, douleurs vagues, frissons, urines blanchâtres, ou plutôt claires, tristesse, abattement, indifférence sur son sort. Dans le deuxième, faiblesse, prostration, coucher sur le dos, mouvemens impossibles, soupirs involontaires, ·mélancolie, apathie, pouls débile, lent, déprimé, petit. Dans le troisième, délire, pétéchies, langue et dents fuligineuses, haleine fétide, selles liquides, involontaires ; d'autres fois somnolence, rêvasserie, cris, plaintes, langueurs ; œdématie des membres supérieurs, espèce d'imbécillité, paroles courtes, stupeur, insensibilité, quelques points gangréneux aux épaules, au sacrum, quelques symptômes nerveux que je rappellerai plus bas.

L'éruption des parotides est-elle un symptôme redoutable dans ces fièvres ? M. *Pinel* se prononce pour l'affirmative (p. 137. 1.er vol. art. *Fièvre adynamique.*) Cependant il dit aussi (p. 134. *id.*) « Ces fièvres se terminent dans quelques cas par des parotides ou des abcès, et la santé ne tarde pas à reparaître ». Je crois pouvoir expliquer l'opposition apparente de ces deux passages. Le plus souvent l'éruption des parotides symptomatiques est dangereuse, surtout lorsqu'elles se tuméfient toutes deux, et surtout dans le commencement de la maladie. Elles sont favorables, au contraire, lorsqu'elles sont critiques, qu'elles deviennent le centre, le point de réunion de la matière morbifique, qu'elles éliminent par leur ouverture spontanée ou artificielle. Quelques malades semblaient frappés soudainement par l'air infect ; à peine apportés dans les salles, ils tombaient dans une taciturnité sombre, le délire avec perte de connaissance, surdité, aphonie, agitation, rêves sinistres, roideur des membres. Quelques-uns semblaient, par leurs mouvemens automatiques, vouloir chasser loin d'eux l'air qui asphyxiait leurs poumons, qui, du moins, les opprimait ; efforts inutiles ! Prostration, tristesse profonde, décubitus, pâleur, horreur du jour, visage d'une teinte livide et sombre, langue tremblante et noire, que le malade montre à peine ; convulsions légères, points insensibles, face cadavéreuse, délire taciturne, mort.

Quelques prisonniers furent atteints de fièvre ataxique, compliquée avec l'adynamie ; abattement, pouls faible, membres inférieurs froids, pâleur du corps, visage tiré en haut, carphologie, yeux légèrement rougeâtres, traits menaçans, délire furieux, vociférations, menaces dans leur délire, puis prostration, sueurs, agitation du thorax, convulsions, lipothymies. Les uns invoquaient la mort, maudissaient les Anglais ; plusieurs, après un délire furieux, intense, où l'on était forcé de les attacher, passaient dans un état soporeux. L'un d'eux, dans son accès, avait la déglutition difficile, ses lèvres, ses joues, ses dents exécutaient des contorsions horribles; ses yeux étaient hagards, sa face rouge, une sueur visqueuse découlait de son front ; il exécutait automatiquement des mouvemens de la mâchoire inférieure; on l'eût pris pour un hydrophobe. L'autre sortait de son lit, courait dans la salle ; celui-ci parlait de sa famille, de vin, de la France, de son fils ; un troisième arrachait ses vésicatoires : l'abattement suivait tôt ou tard, le pouls faiblissait, l'altération des traits augmentait, les malades s'enfonçaient sous leurs couvertures, la respiration pénible devenait courte, le pouls vermiculaire, la mort arrivait insensiblement. Je me rappelle surtout deux de ces malades : l'un d'eux, chirurgien, dans un accès de délire, saisit le couteau d'un infirmier et se coupe la gorge, comme s'il eût médité ce coup depuis long-temps : l'autre vainquit les efforts de six infirmiers; ils moururent tous les deux. Que ne puis-je peindre aux Français les maux et les souffrances de leurs frères et de leurs amis ! Quatre-vingt mille prisonniers sont morts en Angleterre de misère, de faim, de désespoir et de maladies diverses ; les autres, plus heureux, sont rentrés dans le sein de leurs familles.

Ceux qui résistèrent les deux ou trois premiers septénaires, échappèrent à la mort. Dix-huit cents hommes étaient morts avant qu'on eût trouvé le remède efficace; la respiration portant dans les poumons un air corrompu, vicié, putride ; les solides, les liquides étaient imbus, pénétrés du principe contagieux ; les forces vitales étaient peu excitées par la bière, la décoction d'arnica, le froid, les vésicans, les sels antimoniaux, médicamens employés par les médecins anglais. Les chirurgiens français traitèrent quelques malades par le tartrate de potasse antimonié, des tisanes fortement acidulées ; la décoction de quinquina avec l'acide sulfurique, des potions antiseptiques, de l'eau-de-vie, du rhum, au défaut de vin, le gingembre, la cannelle, la serpentaire de Virginie, les vésicatoires.

« M. *Schwilgué* (par M. *Nysten*, 2.ᵉ vol. pag. 248) : Les affusions
« d'eau froide recommandées par les médecins anglais, dit M. *Nys-*
« *ten*, dans le traitement des fièvres essentielles, malignes et con-
« tagieuses, se rapprochent des douches par leur manière d'agir...
« On voit par les observations du docteur *Currie*, publiées en 1798,
« qu'il essaya d'abord ce moyen dans une fièvre maligne conta-
« gieuse qui s'était manifestée à l'hôpital de Liverpool, en décem-
« bre 1787 ; qu'il fit, en 1792, d'autres essais heureux dans une fièvre
« de prisons qui régnait à Liverpool. C'est le premier ou le deuxième
« jour de la maladie qu'il recommanda ces affusions. Il faut que le
« malade n'ait ni frissons ni sueurs ; le moment le plus propre pour
« les employer, est celui où le redoublement est dans sa force. »
Rapportons les faits, et disons quels succès eurent ces affusions...
aucun.... Et comment ce moyen eût-il pu réussir sur des individus
débilités par un séjour de six, huit, dix ans dans les prisons, par
l'onanisme, l'inanition, le chagrin, un air impur, le désespoir ?
N'oublions pas que la pratique de la médecine doit varier suivant les
climats, les constitutions, les tempéramens, la coutume. Les Anglais plongent leurs enfans dans l'eau froide dès leur naissance, et cela
plusieurs fois par jour. Une telle coutume n'existe point en France ;
elle y serait dangereuse. *Hippocrate* dit (aph. 42, sec. 7, edente
« LORRY) : *Si febris, quæ non est à bile, detineat, aquâ multâ et*
« *calidâ in caput affusâ febris solutio fit* ». La fièvre n'est pas bien-
caractérisée ici ; y parle-t-il d'une fièvre ataxique ? d'une adynamique ? d'une inflammatoire ? etc. ; je l'ignore : ce qu'on peut assurer,
c'est qu'il parle d'affusions d'eau chaude, et non glaciale : *calidâ*
in caput affusâ. M. *Richerand*, (art. *Respiration*, pag. 239) dit :

« pour résister au froid, il est besoin d'un certain degré de vigueur
« et de force ; c'est donc à tort qu'on prescrit les bains froids aux
« enfans d'un âge encore tendre, aux femmes débilitées et ner-
« veuses, aux personnes dont la constitution est trop faible pour
« opérer une réaction suffisante. Laissez, dit *Galien*, aux Germains
« et aux Sarmates, nations septentrionales, aux ours et aux lions,
« non moins barbares qu'elles, l'usage de plonger leurs enfans nou-
« veau-nés au sein des eaux glacées. Le froid est débilitant par lui-
« même ; pour qu'il agisse comme tonique et fortifiant, il faut
« que le principe vital puisse réagir avec énergie, et qu'on y as-
« socie le kina, le vin, l'exercice, les toniques, pour soutenir la
« réaction salutaire ». Ainsi parle M. *Richerand;* ainsi parle l'homme
de l'art éclairé, sensible et rationnel.... *Smith* (dit M. *Pinel*, pag.
232) va même jusqu'à proposer des lotions d'eau froide sur toute
l'habitude du corps. Dans les fièvres ataxiques, le vin, la serpentaire de Virginie, l'extrait de quinquina, la décoction de cette
écorce, sa poudre, l'alcohol, le camphre, l'éther sulfurique, l'eau
vineuse, réussirent très-souvent : les signes de réaction étaient
trompeurs ; les efforts de la nature ne se soutenaient pas ; et soit
que l'économie animale fût trop affaissée, abattue, usée : soit que
les affections morales rendissent la maladie plus dangereuse ; la
prostration remplaçait bientôt le délire, les convulsions, les cris,
l'agitation : la poitrine paraissait devenir le siége d'une congestion ;
d'autres fois c'était la tête ; alors un large vésicatoire sur les côtés
du thorax, à la nuque, était très-utile ; mais comme la fièvre était
surtout adynamique, le vin, le quinquina furent les remèdes par
excellence. M. le professeur *Pinel*, parlant de ces fièvres, s'exprime ainsi (page 251, vol. 1er) : « La débilité est quelquefois si
« grande, qu'il faut sans cesse soutenir les forces en prenant des
« doses répétées d'un vin généreux. Dans le cours d'une fièvre de
« cette nature, que je contractai en 1795, en donnant des soins
« aux prisonniers de Bicètres ; je n'ai échappé à la mort qu'à l'aide

« d'un excellent vin d'Arbois de sept ans , dont on me faisait pren-
« dre des doses très-rapprochées. »

Dans plusieurs cas de fièvres malignes que j'ai observées, on a
employé les affusions d'eau froide. Deux jeunes gens en sont morts
dans l'hôtel que j'habitais à Paris. Chez un malade atteint subitement d'une fièvre ataxique intermittente, à la suite d'une fièvre
légère, à l'Hôtel-Dieu, avec délire intense, furieux, sueurs, mouvemens convulsifs, agitation extrême, yeux hagards, on ne peut
attribuer le mieux qui survint au quatrième accès, aux seules
affusions d'eau froide, puisque le quinquina fut administré à grandes
doses, sous plusieurs formes; l'*horror* et le *rigor* furent d'abord
moindres; ils disparurent ensuite; l'accès n'eut plus lieu qu'en
chaud; il disparut enfin totalement. J'ai entendu M. *Récamier*, médecin de l'Hôtel-Dieu, rapporter la cure d'une démence causée par
une fièvre lente nerveuse, ou du moins à la suite d'une fièvre de cette
espèce mal traitée, par des bains froids dont la température fut
baissée jusqu'à quatre degrés. La jeune demoiselle en question
avait perdu ses facultés intellectuelles; elle était dans le dernier état
de marasme et d'idiotisme. En remontant aux causes et au traitement de la maladie antécédente, M. *Récamier* crut devoir entre-
prendre un plan de guérison qui lui réussit parfaitement, et qui
honora ce médecin, déjà célèbre sous plusieurs rapports.

N'est-on pas étonné de voir *Sydenham*, l'Hippocrate des Anglais,
recommander la saignée dans le traitement de la peste, et s'efforcer
de prouver l'excellence de ce remède, d'après l'autorité de *Botal?*
Sydenham dit (tome 1, sec. 2, chap. 2, Fièvres pestilentielles et
peste des années 1665 et 1666) : « Grand nombre d'auteurs ont
« été d'avis, il y a déjà long-temps, que la saignée convenait dans
« la peste; les principaux sont, *Louis Mercatus, Jean Costrens,*
« *Nicolas Massa, Louis Septulius, Trincavel, Forestus, Mercu-*
« *rialis, Paschalius, Audernach, Pereda, Zacutus Lusitanus,*
« *Fonseca* et d'autres; mais *Léonard Botal*, fameux médecin du

« dernier siècle est le seul, que je sache, qui ait fait consister tout « le traitement de la peste dans des saignées copieuses, telles que « nous les demandons ». C'est bien le cas de s'écrier : *errare hu-manum est.* M. *Pinel*, (pag. 173, Fièvres putrides ou adynami-ques ».

« Que doit-on penser, à plus forte raison, du précepte général « que des médecins du plus grand nom , *Sydenham*, *Huxham*, « *Pringle*, font de la saignée, dans ce qu'on appelle *fièvre putride ?* « Qu'elle confiance peut inspirer le ton impératif que prend ce « dernier ? La saignée, dit-il, est indispensable ; c'est la première « chose par où l'on doit commencer, dans tous les cas. M. le doc-« teur *Smith* est d'un sentiment opposé, et il fait remarquer que « *Sydenham*, lors de la fièvre pestilentielle, avait pris la fuite, et « que ce n'était que sur le rapport d'autrui qu'il croyait utiles des « saignées abondantes. »

J'ai connu quelques médecins partisans de la saignée ; l'un d'eux ordonnait quelquefois huit ou dix saignées dans un rang de mala-des ; dès le lendemain ils étaient dans l'abattement, l'adynamie la plus caractérisée, quoique sans perte des fonctions intellectuelles. Il fit saigner à deux reprises un jeune homme qui avait gagné une fièvre à disséquer trop tard des cadavres corrompus : il eut le bon-heur de le sauver. Un autre, voyant un malade jeune, robuste, avec un pouls plein, le visage coloré, crut reconnaître une fièvre inflammatoire : il fit saigner, et le malade ne tarda pas à tomber dans un état dangereux : éruption de pétéchies, décubitus, langue fuligineuse, pouls petit, *facies* particulier, délire, mort. (M. *Pinel*, pag. 173) : « Je sais qu'une des formes les plus insidieuses sous les-« quelles se présente la fièvre putride, est lorsqu'elle prend les « apparences d'une fièvre dite *inflammatoire* ». Combien l'emploi d'un moyen si pernicieux ne causera-t-il pas d'accidens dans une épidémie dont on cherche le traitement à tàtons, dans le début ! N'est-ce pas à l'emploi contr'indiqué de ce moyen, mis en usage par les chirurgiens Anglais, que nous dûmes la mort d'un grand

3

nombre de Français prisonniers? *Better to do nothing than to do mischief.*

Une fièvre lente, intermittente, de légères irrégularités dans les fonctions intellectuelles succédaient à la fièvre des prisons ; une faiblesse extrême, la perte d'appetit, un pouls faible, des ulcères, suite de l'application des vésicatoires, voilà quelques-unes de ses suites. Le visage des malades était pâle, leurs yeux étaient caves ; il y avait propensité au sommeil. surdité légère, difficulté dans les mouvemens, quelquefois état d'*hébétude ;* affaiblissement des fonctions intellectuelles ; les malades se traînaient à peine ; ils chancelaient, ils perdaient leurs cheveux qui tombaient avec une vermine innombrable : il sortait à leur place un duvet léger, soyeux, fin, blanc, qui ne paraissait, le plus souvent, que dans la région occipitale. Je remarquerai que tous ceux qui avaient fait des maladies graves sont restés, en partie, chauves ; soit que la nature épuisée ne pût plus fournir aux cheveux l'aliment nécessaire, soit que les sucs qui servent à leur croissance fussent viciés. Les prisonniers qui ont resté plus de quatre ans en Angleterre, ont eu des affections catarrhales chroniques, des péripneumonies, des attaques de phthisie ; on observait chez eux une taciturnité et une mélancolie profondes, des membres grêles, des traits effilés, une poitrine resserrée, une susceptibilité extrême. une faiblesse manifeste, un marasme plus ou moins prononcé, un *facies* qui les faisait aisément reconnaître des nouveaux prisonniers. Semblables aux plantes qui languissent, sèchent. perdent leurs feuilles, leurs fleurs, leurs branches, et meurent peu à peu dans un climat étranger, vers la terre trop froide, les Français marchaient à grands pas vers la tombe.

Personne ne s'approchait de ces infortunés ; personne ne relevait leur courage abattu par des paroles amicales, douces, consolantes ; ne leur tenait ce langage touchant d'un parent, d'un ami, d'une mère tendre, d'une épouse soigneuse et chérie. Je sais que les remèdes seuls, et non l'éloquence, guérissent les maladies. (CORNELII

CELSI opera, lib. 1, p. 19: *Morbos non eloquentiâ, sed remediis curari*). Je pense néanmoins que les consolations prodiguées par une fille, la conversation avec des enfans compatissans et reconnaissans, les soins qu'ils nous prodiguent, les distractions, les amusemens qu'ils nous procurent, sont de quelque utilité dans le traitement des affections morbides. L'homme plein de santé, de vigueur, a besoin d'une compagne sensible qui partage ses soucis et ses peines. Que sera-ce, s'il est près de sa dissolution ?... Qu'on compare les hôpitaux tenus par des hommes avec ceux où des sœurs ont soin des malades, on verra que la mortalité est bien plus grande dans les premiers que dans les seconds. Aussi le gouvernement français s'est-il bien trouvé d'avoir confié ses serviteurs aux prises avec la mort à des sœurs charitables et à des ministres de la religion, qui unissent leurs talens, leur zèle, leurs secours, pour leur être utiles. Je dois ici faire l'éloge des sœurs de saint Vincent-de-Paul, que j'ai eu occasion de voir dans les hôpitaux de Paris, de Rochefort, de Toulon, etc., etc.

On s'est donc bien trouvé de l'emploi des limonades vineuses, du quinquina en poudre, dans du vin, en extrait, sous forme sirupeuse, en bols, en décoction ; des acides minéraux, le sulfurique, le nitrique. L'acide acétique, l'acide citrique, pourraient convenir aussi, ce me semble ; ils sont communs, peu chers, d'un emploi facile ; ils ont des propriétés marquées, etc. ; les éthers, les potions antiseptiques, le muriate d'ammoniaque, la gentiane, l'arnica, la cascarille, la canelle, le camphre, seront toujours nécessaires dans le traitement des fièvres putrides ; le vin est indispensable dans la période vraiment adynamique : durant la convalescence, j'ai vu employer le porter, la bière, le cidre, le poiré, le rum, le punch ; ces boissons des Anglais sont inférieures au vin ; le rouge, celui de Graves, de Bordeaux, de Rota, de Xerès, sont préférables aux vins blancs sucrés, peu alcoholiques et peu toniques, de quelques autres provinces de la France.

J'ai voulu prouver le danger d'habiter dans des lieux où l'air n'est point renouvelé, où les hommes sont entassés, où il s'élève des miasmes contagieux, des vapeurs délétères des corps des animaux; j'aurais pu le prouver, par ces vers de Virgile, tirés du troisième livre des Géorgiques :

Sin in processu cœpit crudescere morbus,
Tum verò ardentes oculi, atque attractus ab alto
Spiritus, interdùm gemitus gravis, imaque longo
Illia singultu tendunt : it naribus ater
Sanguis, et obsessas fauces premit aspera lingua.

Je finirai en citant *Tourtelle* (Sect. 2, chap. 2, p, 287, vol. 1);
« C'est bien pis lorsque les vapeurs humides sont unies aux mias-
« mes des marais, comme à Rome, et généralement dans tous les
« pays où le sol est humide et marécageux. »

Tel est celui de Cayenne, de Batavia et de Rochefort. (*Sed jam nimium*) .

SECTION II.

De la Dysenterie.

(*Nullum affectum tantis difficultatibus implicitum invenio, præ-sertim in ejus curatione.* ZIMMERMANN).

La dysenterie a de tout temps été considérée comme épidémique,
ce que prouvent les ravages qu'elle opère dans les camps, les hos-
pices, les vaisseaux, les pontons, les prisons, les colonies, et quelquefois dans les villes assiégées. « Le froid, dit *Cullen*, produit
« souvent la dysenterie; elle devient épidémique dans les camps et
« autres endroits, par la propagation d'une semblable contagion,
« indépendamment des autres causes qui peuvent la déterminer. »
(p. 176, 1 vol., art. de la Dysenterie..... *Sydenham* parlant de la
dysenterie, p. 161, 1.er vol, art. de la Dysenterie, des années 1670
1671, 1672.) «Il faut encore observer que toutes les maladies épidé-
« miques semblent avoir un principe plus spiritueux et plus subtil
« quand elles commencent que quand elles sont avancées. » Il ajoute

"plus bas : Les symptômes étaient plus violens dans le commencement
"que dans l'état de la maladie ; il mourut plus de monde à la pre-
"mière époque qu'à la deuxième. M. *Pinel*, 2.ᵉ vol. , p. 245, dit :
" Je présume que la dysenterie fut propagée à l'Hôtel-Dieu par les
" vapeurs élevées des fosses d'aisance, qui étaient communes à tous
" les malades , et qui furent d'abord infectés par les selles du pre-
" mier homme attaqué de la dysenterie ». En effet , il s'élève des
selles des dysentériques une vapeur subtile et contagieuse, qui agit
avec d'autant plus de force, que l'individu est plus débilité, et qu'on
est dans une saison plus favorable. Voilà comment s'exprime M. de
Nacquart, en parlant de la contagion , article *Contagion* , p. 58, 2.ᵉ
partie, tom. 6 , des Sciences médic : « C'est toujours un catarrhe
" épidémique, auquel se joint une fièvre putride , un vrai typhus
" dans lequel réside sa transmission par des miasmes corrompus et
" corrupteurs ; car on peut nier maintenant, malgré les assertions de
" quelques auteurs (*Pringle* , *Dégner* et *Wanten*), que cette ma-
" ladie ait un virus spécifique. C'est toujours par l'altération de
" l'air autour des malades ou autour de leurs privés qu'elle se pro-
" page. »

Ces auteurs ne semblent-ils pas en contradiction ? Pourquoi en
médecine trouve-t-on si souvent une opposition marquée , même
entre les auteurs les plus distingués? C'est que chacun envisage une
maladie dans des circonstances opposées , dans des lieux différens ,
avec un degré d'intensité varié, etc. Les hypothèses et les théorie,
qu'on invente tous les jours s'écroulent bien vite : comparables à ces
brillans météores qui disparaissent aussitôt qu'ils ont traversé l'air,
ou à ces bulles gazeuses, que soufflent les enfans avec une eau sa-
vonneuse ; l'air les soulève ; elles montent, l'œil les suit à peine ; on
les admire.... Tout à coup elles touchent un fétu, elles disparaissent.... *Opinionum commenta delet dies , naturæ judicia confirmat*
(Cicero, *De naturá Deorum.* Ecoutons M. *Pinel* , (Nos. phil. . 2.ᵉ
vol. , p. 244, art. *Dysenterie.*) « Quant à la contrariété d'opinions
" sur la contagion ou non-contagion de la dysenterie, il est manifeste

« qu'elle n'est point constamment contagieuse, mais que quelques
« circonstances particulières, comme la complication avec une fièvre
« adynamique, peuvent la rendre propre à exercer ses ravages avec
« intensité et avec rpomptitude. » Si j'osais émettre mon opinion
après celle de ces grands hommes, je dirais : La dysenterie, quand
elle est à son second période, intense et compliquée, jouit d'une
propriété contagieuse ; légère, non compliquée, et dans son dernier
période, elle n'est point contagieuse. Si l'existence d'un virus est
nécessaire pour qu'une maladie soit contagieuse, la dysenterie n'est
qu'une affection générale, épidémique avec infection.

Les Européens qui vont aux Indes orientales et occidentales sont
la plupart attaqués du ténesme, du flux de sang et d'une dysenterie,
qui y fait quelquefois des ravages effroyables. Des Français retour-
nant de Batavia m'ont dit avoir éprouvé des coliques vives, des
selles muqueuses et abondantes, une perte de sang considérable,
un sentiment de chaleur brûlante au rectum, une soif vive, des
tranchées douloureuses et une diarrhée colliquative. Sept mille
Français capitulèrent au Cap, ville de Saint-Domingue, sous les
ordres du général Rochambeau ; les uns étaient blessés ou fiévreux,
les autres affaiblis par des privations forcées, des travaux, un siège
long et opiniâtre. Au bout de sept ans, il n'en restait que deux mille
sept cents, mortalité affreuse, causée en partie par une dysenterie
adynamique. Cette affection ravagea les vaisseaux de l'escadre de
l'Escaut, en 1811 et 1812. Mais c'est surtout parmi les prisonniers
français qu'elle exerça ses fureurs. Nul âge n'en est exempt ; elle se
développe durant l'automne, lorsque des nuits fraîches succèdent à
des jours brûlans, surtout lorsqu'on habite des pays marécageux et
chauds, comme la Basse-terre à la Guadeloupe, Batavia, Rochefort, Cayenne, la Hollande. Coliques, ténesme, diarrhées, excré-
tions muqueuses, sanguinolentes, quelquefois fièvre légère,
commotion du colon, soif, douleurs de l'abdomen, complication
avec une fièvre angéio-ténique ou adynamique, ou même ataxique,
selles abondantes, sanguinolentes, cuisson vive dans le rectum,

vaines envies d'aller à la selle, tranchées, resserrement des gros intestins ; puis douleurs moindres, ténesme moins fréquent, déjections plus épaisses, plus liées, et retour à la santé ; voilà quelques-uns des symptômes de la dysenterie. Quelquefois le malade succombe à l'inflammation violente de la membrane muqueuse, à la lienterie qui succède à la fièvre putride qui la complique, au marasme, à la consomption, à l'hydropisie qui surviennent, etc. *Sydenham* conseille la saignée ; *Cullen, Zimmermann, Stoll, Pinel,* insistent sur l'emploi des sels neutres, de la manne, des tamarins, de la rhubarbe : *Stoll* recommande les sels purgatifs, le sulfate de soude, (sel de *Glauber*), le tartrite de potasse, (le sel polycreste, à la dose de deux gros), le tartrite acidule de potasse, etc. (crème de tartre) " La saignée, (dit *Zimmermann*, p. 277) ne corrige pas la mau-" vaise qualité de la bile ; elle affaiblit au contraire les forces vitales, " et trouble la nature dans ses mouvemens salutaires. » Soit ; mais elle est nécessaire dans une phlegmasie aiguë et intense ; or , il est bien prouvé par l'anatomie pathologique que la dysenterie a son siége dans la muqueuse intestinale, et qu'elle est une affection inflammatoire. M. *Pinel* veut qu'on ait recours aux boissons mucilagineuses, il ajoute même : « Je n'ai pas employé l'ipécacuanha, " prétendu antidysentérique.»

Mais c'est surtout de la dysenterie lente ou invétérée, de celle dite chronique, que je veux parler. L'usage de la saignée y est contr'indiqué, de même que celui des purgatifs. Quand finira cette médecine qui purge sans cesse, et qui amène des superpurgations, le marasme et la mort? Je me rappelle d'avoir été purgé douze ou quinze fois de suite dans une maladie; l'aphonie, un marasme, une débilité extrème, furent pour moi le triste résultat de toutes les potions dégoûtantes, épaisses, qu'on me fit prendre. Ces médicamens affaibliront davantage des malheureux dont les fonctions digestives sont ruinées, dont le pouls est débile, dont une diarrhée abondante entraîne la chute. Il y a, dit *Zimmermann* (p. 364, art. de la *Dysenterie invétérée*), de petites inflammations

« dans les intestins, ou une espèce d'affaiblissement paralytique à
ce viscère, avec peu de douleur, mais des selles de plus en plus
« fréquentes, et qui ne se font qu'avec douleur, surtout si le ma-
« lade est tombé dans un affaissement extrême; d'autres fois, c'est
« un mouvement spasmodique continuel. — On a employé dans ces
cas, la rhubarbe, sa teinture, le quinquina, le riz, les vésicatoires
sur le bas-ventre; les amers, les toniques, n'étaient-ils pas des remèdes convenables? Je partage l'opinion de *Zimmermann* sur l'u-
tilité des vésicatoires dans le dernier dégré de cette maladie; il faut
en appliquer sur tout l'abdomen, les renouveler, les faire suppu-
rer, s'il le faut; j'en ai vu des effets excellens dans l'hôpital de Rochefort et en Angleterre. « Les vésicatoires (*Zimmermann*, p. 306,
Dys. adynamique) sont non-seulement un moyen adoucissant,
mais même curatif, dans la dysenterie, aussi-bien que dans les
« éruptions extraordinaires des fièvres putrides; mais dans les flux
« de ventre opiniâtres, ils rendent surtout de grands services. *Zim-*
« *mermann* ajoute plus bas : « Cependant les vésicatoires sont pré-
« férables à tous les autres moyens dans les cas opiniâtres.....
« p. 308..... On les applique aux mollets et à la nuque, lorsque
« le ventre est météorisé. »

Voici deux observations sur deux dysenteries chroniques,
accompagnées d'étisie. M. Vacher, négociant français, après
quelques années de séjour à l'Ile de France, avait contracté une
dysenterie qu'il négligea dans le commencement. Tout en conti-
nuant une vie irrégulière, sa santé s'altéra rapidement. Un médecin
appelé lui conseilla quelques remèdes; le malade fut mieux : il
s'adonna aux femmes, la dysenterie revint; on employa le quinquina, la cascarille, la muscade, le gingembre; les selles devinrent moins fréquentes; il resta néanmoins des coliques sourdes,
un sentiment de chaleur mordicante au rectum, avec perte d'ap-

---

(1) M. *Des Genettes*, Histoire de l'armée d'Orient, part. 2, p. 56.

péut, maigreur. Il marchait à grands pas vers la consomption ; on lui conseilla de passer en France, espérant que l'air natal, un nouveau régime, des désirs vénériens moins vifs, l'usage d'un vin tonique, opéreraient en lui d'heureux changemens.

Fait prisonnier en 1809, cautionné à Moreton-Hampstead, Devonshire, il offrait les symptômes suivans : un front ridé, une tête chauve, un corps extrêmement maigre, une sensibilité extrème au froid, des maux d'estomac ; ses selles étaient liquides et fréquentes, son esprit conservait quelque vivacité, mais il était incapable d'aucune attention ou occupation suivie ; il était dans le premier degré de la phthisie, « il est, dit *Zimmermann*, extrême-
« ment difficile de guérir une maladie dysentérique, qui a été
« conduite par une méthode erronée, avec des médicamens car-
« minatifs, échauffans, styptiques et narcotiques. Plus haut, il
« s'exprime ainsi (pag. 581), les astringens sont nuisibles dans
« les dysenteries bénignes et longues de Java ; mais ils conviennent
« surtout lorsque les matières morbifiques sont évacuées, et qu'il
« ne reste que la faiblesse des intestins. » Le vin, le quinquina, le café, la muscade, le simarouba, recommandé par *Zimmermann*, lorsqu'il faut fortifier, lui furent conseillés. Quelques légers purgatifs, composés de manne et de rhubarbe, diminuèrent ses coliques ; mais l'extrait de quinquina et de cascarille fut très-utile, de même qu'une légère boisson de simarouba. *Zim.* (pag. 371.) : « Lorsqu'après la cessation du flux de sang, les selles
« persévéraient à être fluides et glaireuses, et qu'on joignait la cas-
« carille à la boisson de simarouba, l'on diminuait beaucoup plus
« aisément la quantité des selles ; et au moyen de ces médicamens
« réunis, on parvenait plus promptement et plus sûrement à une
« cure complète. »

Le malade devenait plus faible ; il ressentait des douleurs vagues dans la poitrine ; il avait des vomissemens fréquens ; les alimens n'étaient point digérés ; je lui conseillai le régime lacté matin et soir, de l'eau de riz, du vin de Bordeaux, un peu de sirop de quinquina, la promenade, un régime suivi, des vestes de laine ; au bout de quelques mois il allait beaucoup mieux ; il se promenait, mangeait avec appétit ; la dyspnée et l'anorexie avaient disparu. Il fut, à cette époque, changé de cautionnement, et peu après renvoyé en France : je ne doute pas que l'air natal ne lui ait été favorable.

P. Faber, capitaine au régiment d'artillerie, en garnison à la Martinique, vint en Angleterre, comme prisonnier en 1809, avec une dysenterie chronique. Il présentait les symptômes suivans : dégoûts des alimens tirés du règne animal, faiblesse et douleurs sourdes à l'estomac, qui ne pouvait digérer que le café, le lait, le vin, le sucre, les bouillons, le riz ; sensibilité au froid, marasme, les selles fréquentes et liquides, qui survenaient surtout la nuit, exhalaient une odeur fétide ; crachats, sueurs, maigreur extrême, perte des cheveux. L'air de sa chambre était infecté, son pouls petit, fébrile, sa respiration courte, douloureuse et difficile ; tout annonçait sa dissolution prochaine. On eut ordre de changer de cautionnement ; on espéra que le changement d'air, l'administration de toniques et d'astringens, l'usage de la cannelle, de l'opium, de la muscade, du quinquina, de la rhubarbe, une boisson théiforme de simarouba lui seraient utiles. Comme le printemps approchait, on crut que les selles pourraient cesser d'être colliquatives, le pouls se relever, l'estomac reprendre ses premières fonctions. *In automno morbi perniciosissimi*; *ver autem saluberrimum et minimè exitiale.* (Aph. 10. sec. 3.) La peau était sèche, la chute des forces extrême. J'ai vu ce malheureux prisonnier, versant des pleurs sur sa misère, ses souffrances, son lent et cruel dépérissement, cherchant vainement à réchauffer ses membres glacés et contractés, son corps décharné près d'un misérable foyer ; je l'ai vu sans voix, sans cheveux, la face grippée, les yeux enfoncés dans les orbites, les joues caves, les dents noirâtres et saillantes à travers ses lèvres tremblantes, semblable au squelette le plus hideux. Sa vue seule inspirait de l'effroi ; je n'ai jamais vu de malade dont l'aspect fût aussi terrible ; triste victime d'une guerre fatale , il a gémi trois ans dans cet état. Son dépérissement lent et douloureux lui annonçait sa dissolution prochaine ; il marchait à pas lents vers le séjour éternel du repos. Enfin la mort écouta ses vœux , et termina à la fois ses maux , sa captivité , ses souffrances et son existence infortunée.

SECTION III.

Spleen , ou mélancolie accompagnée de suicide.

Lux cur data misero ?
Jos.

Un corps maigre , un regard triste , un visage abattu , la roideur , la difficulté des mouvemens , l'amour du repos , la recherche de la solitude et du silence , une disposition aux passions vives , violentes et de longue durée , un caractère irascible , soupçonneux , inquiet , un pouls lent , petit , peu de sommeil , ou un sommeil troublé , des idées affligeantes sur sa situation , des craintes mal fondées sur les événemens futurs , un système veineux prononcé ; tels sont les signes d'un tempérament mélancolique. Ce tempérament peut être inné ou acquis. Lorsque des malheurs opiniâtres , la perte de sa fortune , une longue captivité , les coups perçans de la misère , des ennemis nombreux , ont renversé , détruit le bonheur et les projets d'un homme , il devient ombrageux , craintif et morose ; il voit dans tous les hommes des rivaux , des persécuteurs , des êtres nuisibles et méchans ; il fuit le grand jour ; il repaît son esprit d'idées sombres : ainsi fut Rousseau. (M. *Pinel ,* tome 3 , p. 86 , 87 , etc. ; caractères de Louis XI , de Tibère , Pascal , Gilbert , Rousseau , etc. M. *Richerand ,* Physiologie ; caractères de Rousseau , du Tasse , de *Zimmermann ,* etc.) Ainsi devenaient quelques Français prisonniers en Angleterre. Là, perdant sa gaîté naturelle avec ses forces physiques et morales, on devenait grave, chagrin, taciturne; tout contribuait à aggraver cette maladie de l'esprit, les affronts de nos maîtres, les mauvaises nouvelles des désastres de notre patrie, la nostalgie, la perte de l'espérance, une réflexion amère sur notre captivité, la perte de l'espoir de la voir finir, un dégoût invincible pour les soins et les peines inséparables d'une existence misérable.

L'hypochondrie compliquait la mélancolie. Des frayeurs subites, le passage d'une vie inactive à une agitation momentanée, celui de l'abattement le plus profond à un accès de joie forcée, légère et fugitive, l'élan instantané d'une ame au désespoir, l'apparition des hémorrhoïdes, l'amour des livres qui traitent de l'ame, de Dieu, de la mort, d'une vie future plus heureuse que celle de ce monde, les rêves d'une imagination exaltée et souffrante, un appétit vorace suivi de dégoût, une constipation opiniâtre, une urine abondante et claire, quelquefois sédimenteuse, trouble, huileuse, d'une couleur pâle, ou parfois d'une couleur rougeâtre; ne voilà-t-il pas des symptômes prononcés de l'hypochondrie? Si l'on peut, dans des traités de médecine, considérer séparément les affections primitives, le peut-on toujours dans la pratique? La nature ne s'assujettit point aux divisions artificielles de l'homme; la mélancolie amène la phthisie. *Morton*, p. 90, lib. 3 : *Prætereà hystericis et hypochondriacis à pavore et anxietate, continuis suffocationibus, et oppressionibus thoracis adeò frequenter obnoxiis esse accidit, undè tono eorum labefacto et everso, nemo miretur si sæpè numero insequatur phthisis.* — C'est ainsi que *Morton* explique la consumption à la suite de la mélancolie. Il ajoute plus bas : *Hæc phthisis ab aliis præcipuè discernanda est per pectoris oppressionem et mœstitiam animi insolitam, uti etiam per frequentes hystericas suffocationes, lipothymias, atque alia generis nervosi symptomata.* La maladie dont je parle a de grands rapports avec le spleen. Voici ce qu'en dit M. *Renauldin,* Dictionnaire des Sciences médicales, t. 6, p. 243, art. *Consomption :*

« Le spleen est cette consomption qui résulte de l'ennui, de la sa-
« tiété de la vie, et qui porte au désir constant, ou à l'idée per-
« manente de se donner la mort. Dans cette maladie, particulière
« aux Anglais, et que le docteur *Cheyne* paraît seul avoir bien vue
« et appréciée, les fonctions de l'organisme ne semblent pas avoir
« reçu une atteinte bien profonde ; car le pouls est naturel, la res-
« piration libre, les digestions s'opèrent sans trouble. Il paraît que
« cet état est dû à l'impossibilité de se procurer de nouvelles jouis-
« sances, à un dégoût général et absolu de ce qui peut faire aimer
« la vie, à l'exténuation des organes blasés, à l'ennui insupportable
« et au vide profond qui en résulte. »

Serait-ce à de pareilles causes que sont dus les suicides si fréquens en Angleterre ? Je sais que Gresset a mis sur la scène française un riche Anglais qui veut se délivrer de la vie, fardeau insupportable pour lui, parce qu'il ne possède pas celle qu'il aime ; que
le baron de Gœthe (Voyez un ouvrage anglais intitulé : *The sor-
rows of Werther from the german of baron Gœthe, translated by
doctor* Pratt, 1809) a su rendre intéressant l'infortuné Werther,
que l'amour porte à terminer son existence : mais est-ce à l'impossibilité de se procurer de nouvelles jouissances qu'était due la mélancolie où tombaient mille et mille infortunés vêtus de lambeaux,
privés d'alimens, d'occupations, d'air pur ? Les organes de jeunes
gens à peine sortis de leur terre natale étaient-ils blasés, quand ils
avaient connu à peine ce qu'est le plaisir, s'il existe même ? Sont-ce
ces causes qui portent les malheureux à se couper la gorge, à se
précipiter, à se jeter dans la Tamise, à prendre de l'opium, du
vert de gris, de l'oxyde d'arsenic, etc. ? Et quels médicamens gué-
riront cette tristesse profonde de l'esprit, cette douleur intérieure
qui mine sourdement et sûrement le corps de l'homme qui l'é-
prouve, cette sensibilité exaltée d'une ame malheureuse, ces re-
grets d'un bonheur passé, cette perte d'une illusion trop chérie,
cette défiance ombrageuse, ces terreurs paniques, ces caprices pro-
duits par les causes les plus légères qu'on retrouve dans la mélan-

colie ? *Cullen* recommande les purgatifs, les bains, les toniques, l'exercice, l'air libre, les jeux ; j'ose recommander la musique, des lectures amusantes et instructives, les voyages, l'attachement à une femme, les jeux, la peinture, les spectacles. Ecoutons encore M. *Pinel* (on ne peut trop citer ici les auteurs excellens), 5.e vol., p. 94, article *Mélancolie* : « Les chants les plus agréables, les sons « les plus mélodieux charmaient souvent leurs oreilles ; ils se pro- « menaient souvent dans des jardins fleuris, dans des bosquets or- « nés avec un art recherché : tantôt on leur faisait respirer un air « frais et salubre sur le Nil, dans des bateaux décorés et au milieu « de concerts champêtres ; tantôt on les conduisait dans des îles « riantes, où, sous le symbole de quelque divinité protectrice, on « leur procurait des spectacles nouveaux et ingénieusement mé- « nagés, et des sociétés agréables et choisies ; tous les momens ; « enfin, étaient consacrés à quelque scène comique, à des danses « grotesques, à un système d'amusemens diversifiés et soutenus par « des idées religieuses. »

Sans doute que le climat nébuleux, humide et froid de l'Angle- terre, l'usage d'alimens grossiers, celui de la bière, leurs loix ; leurs rites religieux, leur fanatisme patriotique, influent sur le tem- pérament morose des Anglais, et en conduisent plusieurs au spleen. Les ris, les grâces et le goût n'habitent point dans un pays de com- merce. Peut-être que l'usage de la bière, qui contient une grande quantité de gaz acide carbonique, contribue à développer chez eux la mélancolie ; l'ivresse, suite de l'abus de cette liqueur alcooli- que, amène chez certains une apathie, une indifférence extrême, et le dégoût de la vie. Je ne propose cela que comme une hypo- thèse, bien persuadé que la misère, les passions contrariées, les pertes considérables au jeu, une imagination exaltée, etc., sont les causes les plus ordinaires du suicide. Je serais porté à classer la mélancolie, accompagnée du suicide près de la manie ; elle a du moins de grands rapports avec cette affection. En voici une preuve dans l'observation suivante : « M. Boulay, officier au vingt-sixième régiment, avait, quinze ans auparavant, éprouvé une vive frayeur, sans suites fâcheuses néanmoins. Fait prisonnier par les Anglais, en 1809, son caractère mélancolique prit de nouvelles forces ; une constitution faible, des membres grêles, une poitrine peu large, des yeux d'un bleu pâle, une teinte particulière de la peau, la décoloration des joues, voilà ce qu'offrait son physique ; quant au moral, une défiance naturelle des hommes, fortifiée par une expérience cruelle de quinze ans de services et de malheurs, une douceur extrême, l'amour de la solitude, le dégoût des bals, des jeux, des plaisirs de la jeunesse, une morosité continuelle, une *crase sui generis*, il devient tout à coup ombrageux, méfiant, craintif, il ne sort plus, il ne parle plus, fuit ses amis, s'adonne à la masturbation, éprouve quelques spasmes, convulsions suivies de maigreur et d'un léger délire; il se lève une nuit, court chez un chirurgien français avec qui il était très-lié ; il l'éveille, il implore son secours contre les Anglais, qui, dit-il, viennent pour l'assassiner, se jette entre ses bras en sanglotant; il a horreur de sa couche, accompagne ses discours décousus, ses monosyllabes entrecoupés et insignifians, de gestes et de cris extraordinaires.

Quelques mois se passent dans un calme extérieur, mais avec trouble et agitation de l'esprit. Il perd son argent au jeu, s'adonne de nouveau à l'onanisme, est saisi en plein jour de convulsions épileptiques, d'un tremblement involontaire et universel, et de mouvemens spasmodiques, accompagnés de sanglots, de soupirs entremêlés de larmes et de cris : quelques bains, quelques potions calment ces accès. Au mois de novembre, époque à laquelle on a observé, en Angleterre, que l'atmosphère plus sombre inspire une certaine mélancolie involontaire aux esprits, il refuse de prendre des alimens, il garde le lit, se cache sous ses couvertures ; tout d'un coup il se rappelle que quelqu'un l'avait nommé fou : il pleure abondamment; il élève la voix et raconte aux assistans ses malheurs passés, les dangers qu'il avait courus, la mort de ses parens pendant qu'il était en bas âge; il parle avec un feu, une énergie inconnus en lui jusqu'à cette époque... Un soir il s'imagine que son ami l'a dénoncé au commissaire anglais ; il saisit une chaise, s'élance sur lui ; on a peine à le retenir ; son pouls est agité, ses yeux sont hagards, sa bouche sèche et ardente, son air sérieux et réfléchi, paroles entrecoupées, idées décousues, insomnie, respiration courte ; il va, vient, court, se promène, s'agite sans but, écrit une lettre, la brûle, se fâche contre une Anglaise, déchire ses livres, ses habits ; tout prouve son délire mental. Il se retire dans un cabinet situé dans un jardin, refuse toute espèce d'alimens, paraît occupé d'une affaire sérieuse. Le lendemain on le trouve baigné dans son sang : d'une main homicide il avoit attenté à ses jours. On le rappèle à la vie, on le panse, on l'envoie à Londres pour y être traité de son aliénation mentale ».

Que de causes entraînent la perte de la raison ! les passions, les frayeurs, les études forcées, les souffrances morales et physiques, etc. Je ne dirai point avec *Locke* (tome 2, p. 120, book 2, chap. 33, *In the human-unders tanding*) : « *There is some thing un reasonable in most men, a degree of madeness. I strall be pardoned for calling it by so harsh a name as madness, when it is considered, that opposition to reason deserves that name* ».

Est-ce l'amour-propre ou l'éducation qui nous font errer loin du droit sens ? Est-ce une liaison peu naturelle d'idées ? Peut-être devons-nous nos erreurs, nos folies à ces trois causes réunies. Les passions sont aussi des causes manifestes de la manie, maladie mentale qui souvent est précédée par la mélancolie. M. *Coroller*, chirurgien de la marine, attaché au port de Brest, avait donné ses soins à M. Boulay. Quelque temps après le départ de son ami, il déserta : repris et conduit à bord d'un ponton, près de Catham, la douleur de se voir privé de sa liberté, la misère, le désespoir de revoir sa patrie, l'ennui, le chagrin, d'autres raisons inconnues l'engagèrent à porter sur lui-même des mains homicides. N'ayant pu réussir la première fois, il attenta de nouveau à sa vie, et trouva dans son courage un remède à ses maux, une fin à son es-

clavage. — Un jeune homme abandonné par ses amis, dans la plus
grande détresse, prit du vert-de-gris (oxyde de cuivre vert) pour
s'empoisonner ; on parvint à le sauver par l'emploi du vomitif, des
mucilagineux, etc. — Dans le cas de manie, ou mieux de mélancolie, on observa rarement un délire furieux : il n'y avait propen-
sion à des actes de cruauté, que sur soi-même. Quelques prisonniers
français tentèrent de s'échapper d'une prison de l'Ecosse ; ils furent
repris, mis au cachot, et condamnés avec tous les prisonniers à la
moitié d'une ration déjà insuffisante. Jugez du désespoir de ces malheureux.... Le lendemain matin on en trouva quatre-vingt suicidés
de leurs propres mains. Les papiers, les journaux anglais mention-
nèrent cet acte de désespoir. Le dernier trait que je citerai est
arrivé à Forton, prison près Portsmouth. On avait désigné les prisonniers qui devaient partir sur un parlementaire. Un d'eux, après
dix ans de captivité, ne pouvant rendre ni payer une mauvaise
couverture qu'on lui avait donnée en entrant, fut renvoyé, par
le commissaire anglais, à la fin du dépôt ; le soir même il saisit
un couteau, et se poignarda.

A quelle classe de maladies rapporter le spleen ? à quel ordre ?

Si le spleen est une névrose, de laquelle le rapprocher ?

Quel traitement employer ?

SECTION IV.

De la Phthisie pulmonaire, suite de l'hémoptysie.

« *A sanguinis vomitu, tabes* ». (Aph. 78, sec. 7.)

Sydenham a dit : « La phthisie tue environ la moitié des personnes qui meurent de maladies chroniques en Angleterre. Froids rigoureux, atmosphère humide, catarrhes répétés, lésion profonde
des organes de la respiration par les vapeurs sulfureuses du char-

5

bon de terre, par un air épais, infect, dont les particules imbibent, pénétrent, désorganisent, ou du moins altèrent le parenchyme délicat, éminemment sensible des poumons, mélancolie habituelle, tristesse et gravité naturelle aux Anglais, lactation, hémoptysie, hérédité, conformation vicieuse, voilà quelques-unes des causes qui produisent la pulmonie, en Angleterre. On a remarqué qu'un grand nombre de prisonniers français devenaient poitrinaires; soit inanition, nostalgie, air impur, onanisme, alimens grossiers, diarrhée; la plupart tombaient dans cet état douloureux, si bien peint par *Arétée* (v. art. *consomption*, par M. *Renauldin*, page 255, v. 6 des Sciences médicales).

« Les malades, dit-il, ont des anxiétés continuelles et du dégoût
« pour les alimens. Vers le soir, le froid se saisit de leurs extré-
« mités, et ne les quitte que le matin pour faire place à la chaleur;
« leur poitrine se couvre d'une sueur plus ou moins forte; ils ont
« la voix rauque, et souvent une toux incommode; leur cou est
« grêle, un peu de travers, tendu, et plutôt roide que souple; les
« phalanges des doigts sont très-minces, tandis que leurs articu-
« lations paraissent volumineuses; les ongles se recourbent, les
« chairs se consument, les muscles disparaissent, ainsi que les
« mamelles dont il ne reste que le bout; non-seulement on peut
« compter distinctement les côtes, mais encore s'apercevoir s'il
« en manque, et observer leurs insertions au sternum et aux ver-
« tèbres; les intervalles qui les séparent forment autant de cavités;
« les omoplates ressemblent aux ailes des oiseaux; le ventre est
« collé à l'épine du dos; la peau est flasque, sèche, terreuse; les
« cheveux tombent; la figure est décharnée, pâle ou livide, quel-
« quefois bouffie; les yeux caves, mais clairs et brillans; les na-
« rines pointues, effilées; les pommettes restent rouges et proémi-
« nentes; le creux des joues adhère aux dents; les malades semblent
« rire; tous enfin ont une face et une apparence cadavéreuse, et
« ils ne tardent pas à succomber, lorsqu'une diarrhée colliquative
« vient se joindre à cet état déplorable. »

Les poumons sont au nombre des organes les plus délicats de l'économie animale ; toujours en fonctions, même durant le sommeil, chargés de la purification du sang, comment seraient-ils insensibles à l'action continuelle d'un air impur, surchargé de molécules hétérogènes, qui pénètre leurs cellules, leurs lobules, porte avec lui dans l'intérieur de l'économie les miasmes répandus dans l'atmosphère ? Pénétrés par là cause infectante, ils s'affectent dans toute leur masse, ils succombent d'autant plus promptement, que leur sensibilité est plus exaltée, leur tissu plus fragile.... M. *Pinel* prétend que, sur cinq phthisies, quatre sont tuberculeuses ; *Cullen* parle de ces cas comme les plus communs ; mais il regarde la pulmonie comme une des suites les plus ordinaires de l'hémoptysie, 2.ᵉ vol. pag. 49. artic. HÉMORRHAGIES. « Lorsque, dit-il, (l'hémopty- « sie) malgré toutes nos précautions, continue à reparaître, elle « est souvent suivie d'un ulcère des poumons et de la phthisie « pulmonaire due, en ces cas, à des ulcères ; la pulmonie n'est donc « pas toujours due à des tubercules. »

L'hérédité dispose à cette maladie. Corps maigre, poitrine resserrée, esprit vif, aptitude pour les arts, amour des plaisirs vénériens, imagination vive, membres inférieurs grêles, épaules saillantes, cou allongé, sensibilité au froid, mélancolie, travaux nocturnes ; voilà les signes précurseurs de la phthisie, elle a sévi surtout sur les gardes-marine française. On sait qu'*Hippocrate* a dit : *Tabes maximè fit ætatibus ab anno octavo-decimo usque ad quintum trigesimum*, aph. 9. sect. v. Des excès d'intempérances, l'onanisme, des privations forcées furent quelquefois les causes efficientes de cette affection morbifique. Une sympathie intime existe entre les organes vocaux, génitaux et respiratoires : durant la jeunesse, leurs fonctions s'exécutent avec plus d'énergie ; elles sont aussi plus susceptibles de dérangemens.

P. Fabrot, né d'une mère phthisique, avec l'esprit vif, des yeux chassieux, une figure pâle, une poitrine assez large, mais les épaules saillantes, le cou long, les membres grêles, fait prisonnier à l'époque où le corps prend un accroissement rapide, où de nouveaux besoins se font sentir, eut à souffrir de la rigueur du froid, de la mauvaise nourriture, de l'air impur des prisons. Il cultive la flûte, s'adonne aux femmes, aux liqueurs alcoholisées, et ressent dans l'arrière-gorge une irritation vague, un picotement derrière le sternum, un goût salé dans la bouche, un sentiment d'anxiété et de pesanteur dans la poitrine. Il tousse un matin, un sang vermeil et écumeux coule de sa poitrine. La course, la flûte, les excès furent la cause occasionnelle d'une affection héréditaire. Le sang coule abondamment durant la promenade que l'imprudent jeune homme fait dans la ville; il tombe en syncope; on le couche, on le réchauffe, on lui donne une eau vinaigrée, de l'acide citrique dans une tisane d'orge édulcorée, du miel; on lui défend de parler. Sa face était pâle, ses yeux étaient ternes, ses extrémités froides; le pouls était légèrement fébrile, la tête lourde, la respiration difficile. Il y eut subitement une aphonie complète avec douleurs vagues à la poitrine. Un chirurgien anglais appelé le fait saigner, ordonne une potion opiatique, et couvre la poitrine d'un large vésicatoire. Le sang coule moins abondamment; mais inquiétudes vives, abattement, et léger délire, débilité du pouls, extinction totale de la voix, peu de sommeil, agitation extrême, soif, crachats sanguinolens, sueur, chaleur vive à la poitrine : on lève le vésicatoire; les extrémités n'étaient plus froides; le pouls s'était relevé; le malade était abattu néanmoins, faible, mal à son aise, et pâle. On lui administra quelques acides minéraux, le suc de citron, du miel, de l'eau d'orge, des béchiques, etc. Il se lève; on le purge; l'appétit revient : quinze jours après il part pour la France. Cette hémoptysie eut dégénéré promptement en phthisie; car le jeu de la flûte, la course, les efforts rappelaient le crachement de sang. — J. Corneillon, aspirant de la marine française, avait demeuré deux ans dans la prison de Plymouth. La misère, le chagrin, de mauvais alimens, des exercices forcés de l'organe vocale excitèrent une hémoptysie, suivie d'un catarrhe, qui fut négligé, peu à peu devint chronique, et amena la pulmonie. C'est une des causes les plus ordinaires de cette affection en Angleterre. Quelque temps après, an 1809, M. Corneillon offrait les symptômes suivans : membres grêles, yeux caves, tête chauve, dégoût, anorexie, sensibilité excessive pour le froid, délicatesse extrême du corps et de l'esprit, difficulté de respirer. L'hiver fut très-rigoureux ; son état s'aggrava : nouvelle preuve de la vérité de cet axiome d'*Hippocrate* (aph. 10, sect. 3, p, 75, *edente* LORRY), *Autumnus tabidis malus.* Forcé de quitter l'enseignement public, les symptômes s'accrurent avec rapidité et intensité. Vomissement des alimens pris, crachats verdâtres, purulens, tombant au fond de l'eau ; pouls battant 145 fois par minute ; pommettes rouges, marasme, haleine fétide, sueurs visqueuses, toux jusqu'à minuit ; léger repos vers le matin, lividité des ongles, chute des cheveux, émaciation, toux, oppression, expectoration difficile, voix éteinte, fièvre hectique avec chaleur brûlante aux joues, à la paume des mains. Il survenait un mieux passager le matin, marqué par un peu de sommeil, d'appétit, de calme, d'espoir, d'apyrexie. J'ai vu ce mieux momentané survenir chez un Anglais phthisique par suite d'un catarrhe négligé, mais d'une constitution faible, délicate. Chez une femme malade en ce moment à l'Hôtel-Dieu, on trouve toujours le pouls fébrile, petit, les crachats sont peu abondans, mais ils sont puriformes ; les pieds sont enflés, les pommettes colorées, l'un des côtés de la poitrine rend un son mat, obscur ; l'autre côté rend un son plus clair ; il y a froid aux mains, diarrhée légère ; la voix se conserve, quoiqu'un peu faible ; les sueurs sont locales ; elles sont quelquefois abondantes sur la poitrine. La nuit amène ordinairement, chez les phthisiques, de la toux, de l'oppression, de la fièvre, ou plutôt des redoublemens de la fièvre hectique, du malaise, des sueurs, de l'expectoration, et des anxiétés. M. Corneillon était dans le dernier degré de marasme ; il avait des selles colliquatives ; il ne pouvait se soutenir. Il mourut en arrivant à Brest.

Morton, lib. 1, p. 6 : *Omnis tamen immoderata et longa hæmorrhagia sanguinem depauperat, et calorem hecticum in spiritibus et partibus solidis afficit, appetitum indè prosternens, et totum corpus in atrophiam et maciem redigens.* Un grand nombre des hémorrhagies des membranes muqueuses dites *actives* amènent de grands accidens ; ce ne sont pas toujours des crises salutaires, comme le disent quelques médecins : titillation dans l'arrière-bouche, ondulation, sentiment d'ébullition, toux, crachement de sang, etc. Il est facile d'accumuler symptôme sur symptôme, de prouver par des hypothèses que l'hémoptysie est utile après une suppression de menstrues, d'épistaxis, etc. Les médecins sages ne cherchent pas moins à arrêter l'écoulement du sang, et à le détourner vers un autre organe. L'hémorrhagie des poumons est bien plus dangereuse que l'épistaxis : elle a lieu dans des viscères délicats dont elle peut désorganiser le tissu ; elle peut nuire à la respiration ; elle occasionne une espèce de congestion dans les poumons déjà pleins de sang qu'y apporte l'artère pulmonaire, et de l'air qui y pénètre à chaque instant ; elle peut revenir à des époques plus ou moins régulières, occasionner la rupture des vaisseaux sanguins, devenir passive et chronique. On n'a pas, ce me semble, assez eu égard à la chronicité de ces hémorrhagies, à leur danger, et aux suites fatales qu'elles amènent — L. Despallières, garde-marine français, natif de Paris, âgé de vingt-sept ans, avait cette conformation particulière aux phthisiques ; une légère surdité à l'oreille gauche précéda une hémoptysie abondante, qui eut lieu durant l'hiver de 1810. Je ne sais à quoi attribuer cette hémorrhagie ; est-ce au chant, à l'impression douloureuse d'un air froid, aux liqueurs, aux plaisirs ? Le jeune homme était sobre, peu adonné aux jouissances physiques. On le traita par des saignées, des vésicatoires, et des tisanes acidulées.

J. Moléon, natif de Provence, âgé de trente ans, souffrit de la misère à Thames, lieu où il était cautionné. Issu de parens phthisiques, peintre, musicien, mathématicien, plein de goût, mais délicat, maigre, d'une taille élevée, les épaules saillantes, la poitrine étroite, passant les nuits entières à l'étude. Soupant copieusement, il fut, sans cause connue, attaqué de crachats opaques, abondans, purulens, verdâtres, sans hémoptysie ou catarrhe préalable, que je sache. On appela un chirurgien anglais, qui, voyant un malade abattu par le désespoir de retourner dans sa patrie, employa des vésicatoires, la décoction de quinquina, le vin, le miel, les gelées animales, un lait pur et sucré, des pastilles béchiques. Le malade fut renvoyé en France dans un état extrême de faiblesse. J'ignore s'il s'est rétabli. — Le chagrin a-t-il pu déterminer une phthisie dont la cause prédisposante était l'hérédité? — J'ai remarqué que les phthisiques, même ceux dont la situation est la plus dangereuse, ne perdent jamais l'espérance de guérison; qu'ils forment de grands projets, qu'ils aiment les plaisirs de Vénus, qu'ils ont l'esprit vif, du goût pour les arts, pour les sciences. La nature a-t-elle voulu les dédommager par-là d'une vie aussi courte et douloureuse que la leur? ou leur constitution première leur donne-t-elle une sensibilité plus vive, plus percevante que celle des hommes dont les membres grossiers annoncent la pesanteur de l'esprit?

Sydenham et *Cullen* recommandent beaucoup l'usage du cheval. Le premier s'exprime ainsi: « Quelque meurtrière que soit parmi nous la consomption, je puis assurer néanmoins que le mercure n'est pas plus efficace pour la guérison de la siphilis, le quinquina pour celle des fièvres intermittentes, que l'exercice du cheval pour la consomption, pourvu que le malade fasse suffisamment du chemin, et qu'il ait soin que les draps de son lit soient bien secs. ... Il ajoute plus bas, p. 509, art. *Affection dysentérique*: « Ce n'est pas seulement dans des consomptions légères, accompagnées de toux

« fréquentes, d'amaigrissemens, que l'exercice du cheval a réussi,
« mais encore dans des consomptions confirmées, accompagnées de
« sueurs nocturnes, et même de ce dévoiement funeste qui est
« ordinairement le dernier terme de la maladie et l'avant-coureur
« de la mort. »

Le partisan de la saignée et de l'opium (voyez Peste des années
1666 et 1667, et le Traitement de la petite vérole et du choléra-
morbus)-applique donc l'usage du cheval à beaucoup de cas ; car
la consomption est la suite d'une foule de maladies. On me dira
qu'il ne parle ici que de la pulmonie ; mais que de causes nombreuses la produisent! Le cheval convient-il à l'hémoptysique? la pa-
role seule occasionne le retour de l'hémorrhagie; le jeu de la flûte
est dangereux ; le cheval qui, par ses sauts, sa course, ses bonds,
secouera, agitera violemment les poumons, causera des secousses
suivies d'une perte de sang mortelle, convient-il dans la phthisie
par tubercules ou par dépôts ? Dans le premier cas, il en résultera
une agitation douloureuse, l'inflammation, et par suite la fièvre
hectique, etc. ; dans le second, la rupture des abcès, l'absorption
du pus, son épanchement dans les cellules aériennes, la consomption, le marasme, et la mort. Convient-il dans l'accroissement
trop rapide, la consomption sénile ; celle par inanition, dans le tabes
dorsalis d'HIPPOCRATE ; celle par l'onanisme, le spléen, les travaux
du cabinet, les catarrhes pulmonaires, les diabètes, la leucorrhée,
la dysenterie, les dépôts au foie? Non sans doute comme moyen
d'exercice : il convient dans les affections chroniques des viscères du
bas-ventre, soit pour les agiter mollement et donner du ton à l'estomac, soit pour réveiller leur action engourdie pour ainsi dire,
mais l'état des malades ne le permet pas; leur fortune le leur pros-
crit. Celse s'exprime ainsi, p. 30, lib. 1 : Melior (exercitus) autem
sub divo, quàm in porticu ; melior (si caput patitur) in sole, quàm
in umbrá ; melior in umbrá quàm parietes aut viridaria efficiunt,
quàm quæ tecto subest ; melior recta quàm flexuosa.

M. *Pinel* donne des conseils plus sages : « Le phthisique est-il
« doué d'une constitution irritable et spasmodique, il doit habiter
« des vallées, des lieux bas et humides, faire usage de boissons
« émulsionnées, de fruits bien mûrs, de farineux, de lait coupé
« avec de l'eau d'orge ou le gruau d'avoine...., éviter les passions
« vives, rechercher les jouissances domestiques, les plaisirs de la
« musique, prendre des bains tièdes. Si au contraire le phthisique
« est disposé aux affections catarrhales, qu'il soit d'un tempéra-
« ment lymphatique, il doit préférer un lieu élevé, respirer un air
« pur, voyager, naviguer, aller à cheval, faire de l'exercice sans
« s'excéder, respirer des vapeurs aromatiques, ouvrir quelque
« exutoire, éviter un sommeil prolongé, user avec sobriété d'un vin
« généreux, recourir à une nourriture succulente et tonique. »

L'usage d'appliquer des vésicatoires au côté, à la nuque, aux
bras surtout, ne peut être que trop recommandé ; l'humeur morbifique est détournée, ou plutôt un nouveau point d'irritation étant
établi, les crachats sont moins abondans, l'économie animale est
excitée à de nouveaux efforts; on doit la seconder par une décoction
de quinquina, de bourgeons de sapin du nord, le lichen d'Islande,
le polygala, le lait, les bouillons faits avec les limaçons, les gre-
nouilles, la chair de tortues. M. le professeur *Baumes* disserte lon-
guement sur les diverses qualités du lait : il donne la préférence à
celui d'ânesse ; viennent ensuite ceux de femme, de jument, de
chèvre, de vache, de brebis : ceux le plus communément employés
sont ceux de vache et d'ânesse. J'ai vu celui de femme employé
avec succès chez une jeune personne de douze ans. Qu'on me per-
mette ici une courte digression pour prouver combien les opinions
des auteurs varient sur les médicamens les plus énergiques, les plus
communément employés : je prends pour exemple le suc de pavot,
l'opium, et je commence par citer *Sydenham* , peste, p. 1566, art.
dysenterie) : « Ce remède est d'ailleurs si nécessaire à la médecine,
« qu'elle ne saurait s'en passer ; et un médecin qui saura le manier

6

« comme il faut, fera des choses surprenantes, et qu'on n'attendrait
« pas aisément d'un seul remède; car ce serait être peu instruit de la
« vertu de celui-ci que de l'employer seulement pour procurer le som-
« meil, calmer les douleurs, et arrêter la diarrhée. L'opium peut ser-
« vir dans plusieurs cas; c'est un excellent cordial, presque l'unique
« que l'on ait découvert jusqu'à présent. » J'ai cité le texte pour
qu'on ne m'accusât pas de l'altérer à mon gré. L'opium est un excellent cordial, l'unique qu'on possède. L'erreur est donc le partage
des grands hommes; ils ne savent pas s'arrêter. *Boerhaave* est en tout
mécanique, *Stahl* tout animiste; l'un admet la présence d'une nature conservatrice, l'autre la rejette…. Les plus grands génies lais-
sent dans leurs écrits des traces de partialité, d'erreur, de paru,
d'hypothèses, quelquefois même de contradiction. Aussi le célèbre
Pinel, professeur de médecine à la Faculté de Paris, ne veut-il pas
qu'on s'en rapporte toujours à *Hippocrate* même, et renvoie-t-il à
l'observation des faits, quand il reste du doute.

M. *Swilgué* regarde aussi l'opium comme un tonique (Mat. méd.,
p. 347, vol. 1, art. *opium*): « L'opium, dit-il, ainsi administré,
« augmente le ton de l'estomac; le pouls devient plus fort et plus
« plein, la chaleur générale s'élève, la transpiration cutanée est
« plus abondante; il y a sommeil ou excitation des fonctions encé-
« phaliques. » — Ailleurs il dit encore: « On l'emploie particuliè-
« rement dans les fièvres adynamiques, lorsque toutefois il n'y a
« pas menace de congestion vers l'encéphale. » M. *Nysten*, dans
une note, ne partage nullement l'opinion de M. *Swilgué*, et de
plusieurs autres médecins sur l'action tonique de l'opium. « Je
« crois donc, ajoute-t-il, que l'opium est contr'indiqué dans les
« fièvres adynamiques, et dans tous les cas de débilité générale, à
« moins qu'il n'y ait des douleurs aiguës qu'il soit important de
« calmer. » M. *Alibert* partage ce sentiment. Quant à moi, je ne
pense pas que l'opium convienne dans une fièvre adynamique; s'il
relève le pouls, il ne le fait qu'instantanément, comme on dit qu'il

agit sur les Turcs : d'ailleurs, à la dose de quinze grains, il serait un poison mortel. « Il convient, dit M. *Alibert*, tout au plus dans « quelques fièvres ataxiques où quelques symptômes nerveux do-« minent. » Je sais que quelques médecins ont regardé sa partie gommeuse comme plus calmante que la résineuse ; mais personne n'a pas encore prouvé qu'il fût un cordial par excellence, et qu'il convînt particulièrement dans les fièvres putrides. — Une observation va prouver que *Sydenham* a donné des éloges exagérés à l'exercice du cheval dans la phthisie.

J. Francis, prisonnier des Anglais en 1810, usé par les débauches, les liqueurs alcoholisées, les excès en tout genre, âgé de trente-six ans, fut attaqué de crachats purulens verdâtres, qui devinrent bientôt très-abondans. La maladie prit rapidement le caractère le plus funeste ; yeux caves, marasme, diarrhée colliquative, sueurs, membres thoraciques légèrement convulsifs, colonne épinière sensible à travers les parois abdominales, haleine fétide, peau sèche, traits défigurés ; voilà le triste spectacle qu'offrait ce malheureux : vin, quinquina, vésicatoires, exercice de cheval, lait, rien ne put arrêter les progrès de cette cruelle maladie. Je pourrais citer quelques autres cas où la pulmonie n'a pas eu cette marche lente qu'on observe ordinairement dans les maladies chroniques. Le premier est celui d'une pulmonie suite de la siphilis ; le second est celui d'un jeune homme qui fut atteint d'une phthisie pour avoir fermé un ancien ulcère de la jambe. *Morton* a donné des conseils très-sages sur le traitement des poitrinaires : *Æger ab amicis recreandus est, et in aërem apricum et salubrem quamprimùm dimittendus, quemquidem plus quàm medicamina cætera, nervorum et spirituum confortationi, appetitus et hilaris animi recuperationi, et consequenter tabis ingentis præcautioni, experientiâ multâ edoctus, ut plurimùm conducere observavi.*

Telles sont, Messieurs, les idées que m'ont fournies les observa-

tions que j'ai faites en Angleterre sur quelques-unes des maladies
qui ont conduit quatre-vingt mille Français dans la tombe : je n'ai
fait que tracer une esquisse bien imparfaite d'un sujet qui peut fournir des tableaux frappans à un pinceau plus habile et plus éner-
gique que le mien. Renfermé pendant six années entières dans les
prisons et les pontons de la Grande-Bretagne, privé de tout moyen
d'instruction, j'apporte ici l'intention de bien faire, la promesse de
mériter par mes travaux futurs un titre auquel mes malheurs seuls
et votre bienveillance me donnent quelques droits.

HIPPOCRATIS APHORISMI.

(De Dysenteriâ.)

I.

Ab alvi profluvio, dysenteria *Sect. 7*, *aph. 75*.

II.

Qui lienosi à dysenteriâ corripiuntur, his longâ superveniente dysenteriâ, hydrops supervenit, aut intestinorum levitas, et pereunt. *Sect. 3, aph. 43.*

III.

A meracâ dejectione, dysenteria, malum. *Sect. 6, aph. 43.*

IV.

In longis dysenteriis appetitus prostratus, malum, et cum febre, pejus. *Ibid., aph. 3.*

V.

Dysenteria, si ab atrâ bile incœperit, malum. *Sect. 4, aph. 24.*

De Tabe.

VI.

Qui sanguinem spumosum expuunt, his ex pulmone talis rejectio fit. *Sect. 5, aph. 13.*

VII.

A sanguinis sputo, puris sputum, malum. *Sect. 7, aph. 37.*

VIII.

Autumnus tabidis malus. *Sect. 3, aph. 10.*

I X.

Tabes maximè fit ætatibus ab anno octavo decimo usque ad quintum trigesimum. *Sect.* 5, *aph.* 9.

X.

Qui sanguinem vomunt, si quidem sine febre, salutare; si verò cum febre, malum. Curandum autem refrigerantibus et astringentibus.

Quibus tabe laborantibus capilli de capite defluunt, hi, alvi fluxu superveniente, moriuntur. *Ibid., aph.* 12.

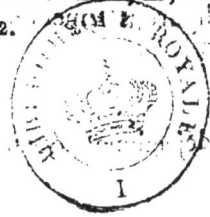